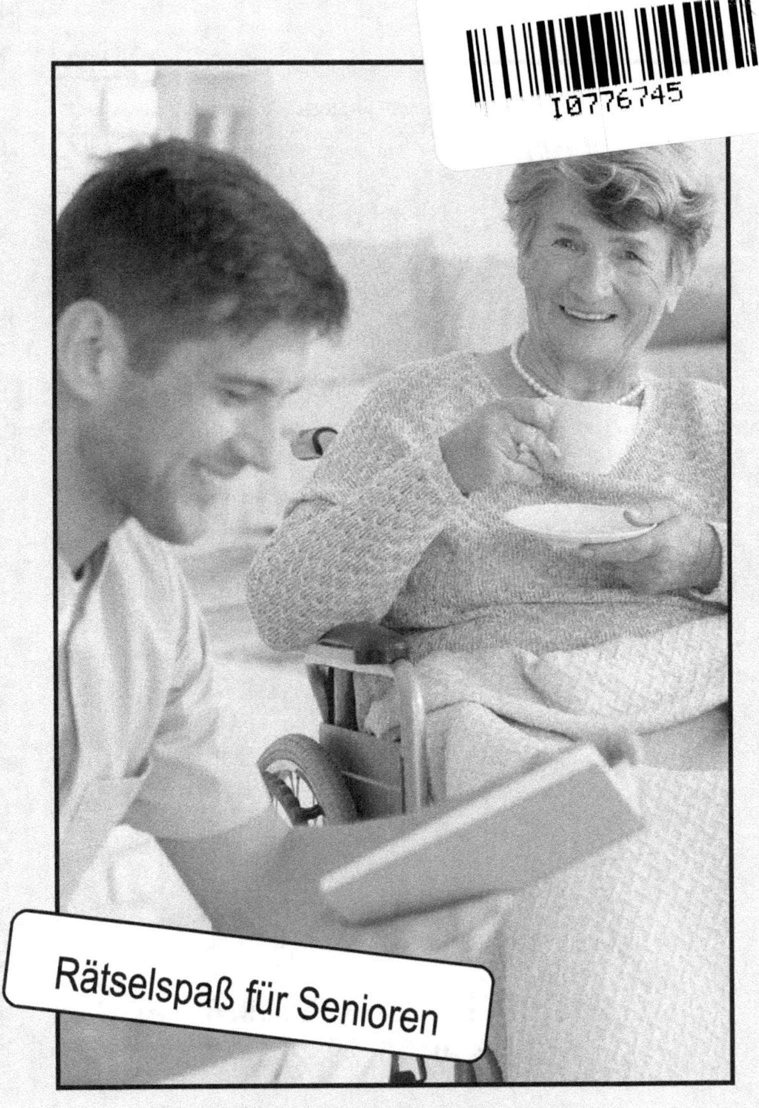

Umschreibung für Senioren

1.Auflage
Vollständige Taschenbuchausgabe

Herstellung und Verlag: CreateSpace, USA, Charleston,SC

ISBN-13: 978-1979932936
ISBN-10: 197993293X

Quellennachweise siehe Seite 53

Umschreibung
für Senioren

Rätselspaß für Senioren

Bei diesem Ratespaß handelt es sich um eine Aktivierungstätigkeit für geistig fitte und aktive Senioren. Beachten Sie deshalb, dass eine Nutzung dieses Ratehefts für Bewohner im Frühstadium einer Demenz nicht sinnvoll ist. Die Aufgaben dieses Heftes sind für diese Personengruppe zu schwer.

Geistig fitte Bewohner werden jedoch ihre helle Freude daran haben. Denn die Begriffsfindung ist wirklich eine Herausforderung.

Kognitives Training durch Erraten von einfach umschriebenen Begriffen

Die einfachsten Ideen sind meistens die besten Ideen, und so aktivieren Sie mit diesem Rateheft auf denkbar einfache Weise und dennoch abwechslungsreich Senioren im Rahmen eines niederschwelligen Beschäftigungsangebots.

In diesem Rateheft finden Sie Umschreibungen von Begriffen, die Ihre Bewohner mit Sicherheit noch aus ihrer Vergangenheit kennen. Dadurch ist eine abwechslungsreiche und vielfältige Seniorenbeschäftigungsrunde garantiert.

Arbeitsablauf:

Erkären Sie ihren Bewohnern, dass Sie nun gemeinsam eine Raterunde durchführen und dass Sie neugierig darauf sind, wer als Erstes den gesuchten Begriff errät. Erklären Sie dies einfach und verständlich mit Ihren eigenen Worten und beginnen dann mit dem Vorlesen des ersten Umschreibungshinweises. Nach jedem Hinweis machen Sie bitte eine kleine Pause, vielleicht kennt ja schon jemand die Lösung? Wenn nicht, lesen Sie bitte den nächsten Hinweis. Dies geht solange weiter, bis der gesuchte Begriff erraten wurde.

Der gesuchte Begriff ist ein Messgerät, das den aktuellen Zeitpunkt anzeigt.

Der gesuchte Begriff ist heute selten anzutreffen. Nur wenige Menschen besitzen dieses Messgerät noch.

Da dieses Messgerät früher sehr teuer war und daher nur von Wohlhabenden getragen wurde, galt das gesuchte Messgerät damals auch als ein Statussymbol.

Frauen trugen früher das gesuchte Messgerät oftmals auch an einer Kette um den Hals oder an der Taille.

Männer bewahrten das Messgerät an einer Kette in ihrer Hosen- oder Jackentasche auf.

Das gesuchte Messgerät ist heute weitgehend aus der Mode gekommen und wurde durch Armbanduhren ersetzt.

Lösung: Taschenuhr

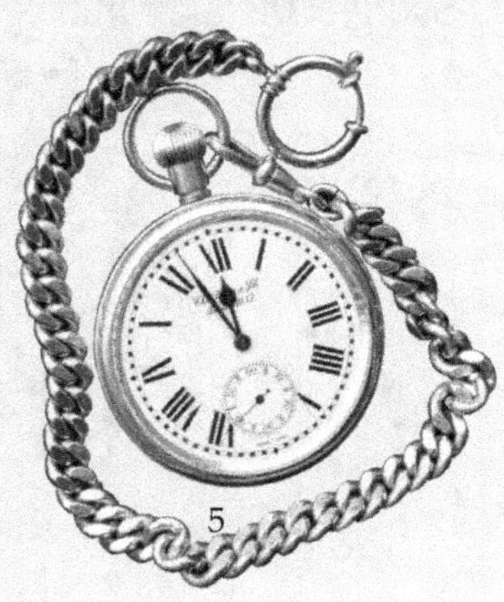

Der gesuchte Begriff ist die umgangssprachliche Bezeichnung eines Zeichen- und Informationsträgers.

Bei diesem Informationsträger handelt es sich um eine Art von Tafel.

Diese Tafel informiert jeden über seinen augenblicklichen Standpunkt.

Der gesuchte Informationsträger ist ein Verkehrszeichen, das den Beginn einer Geschwindigkeitsbeschränkung innerhalb einer geschlossenen Ortschaft anzeigt.

Der gesuchte Informationsträger kennzeichnet den Beginn oder das Ende einer Ortschaft.

Der gesuchte Informationsträger ist in Deutschland gelb und mit unterschiedlichen Ortsnamen, je nach Standort, gekennzeichnet.

Lösung: Ortstafel/Ortsschild

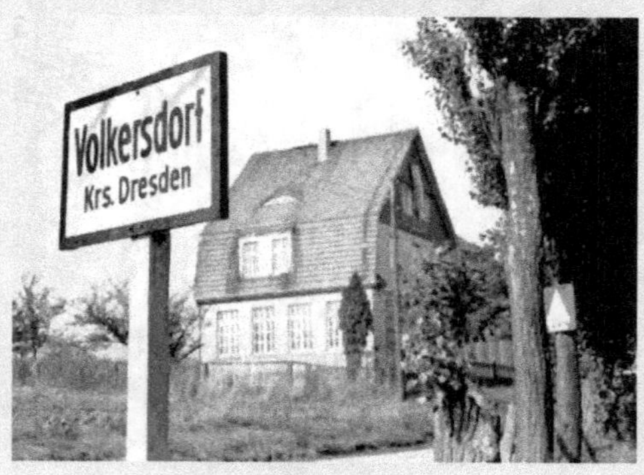

Der gesuchte Begriff ist bei vielen handwerklich geschickten Männern sehr beliebt.

Der gesuchte Begriff wird von vielen Männern auch gerne in der Freizeit genutzt, bei Reparatur- oder Bastelarbeiten. Der Begriff ist aber auch ein Arbeitsplatz in Betrieben.

Der gesuchte Begriff ist ein gebräuchlicher Arbeitstisch mit speziellen Vorrichtungen.

Auf diesem Arbeitstisch gibt es immer auch Vorrichtungen zum Einspannen von Gegenständen, zum Beispiel einen Schraubstock.

Der gesuchte Begriff ist in jeder Tischlerwerkstatt zu finden, aber auch bei Goldschmieden, Uhrmachern oder Modellbauern findet man den gesuchten Arbeitstisch.

Beim Tischler wird der gesuchte Arbeitsplatz auch Hobelbank genannt.

Lösung: Werkbank

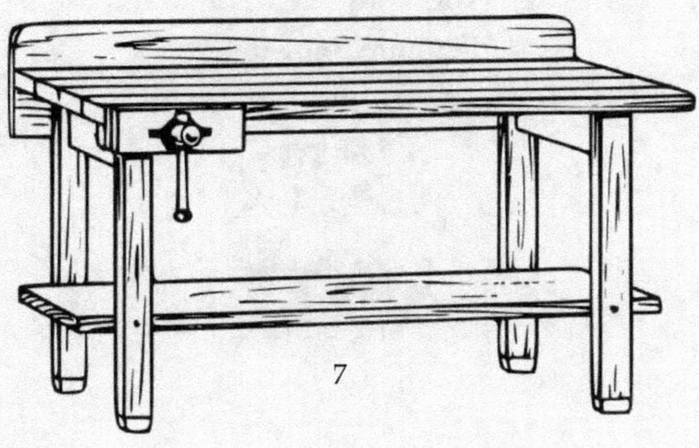

Der nun gesuchte Begriff ist kein
Gegenstand, sondern ein
umgangssprachlicher Begriff.

Der gesuchte Begriff beschreibt den
zentralen Punkt bzw. Grund einer
Auseinandersetzung.

Der gesuchte Begriff setzt sich aus zwei
Begriffen zusammen: aus einem anderen
Wort für Streit sowie aus dem Namen eines
Kernobstgewächses.

Der gesuchte Begriff geht zurück auf die
griechische Mythologie und ist der goldene
Apfel der Zwietracht.

Dieser goldene Apfel der Zwietracht war laut
griechischer Mythologie mit der Aufschrift
„Für die Schönste" gekennzeichnet.
Wie nennt man diesen Apfel
umgangssprachlich heute?

Wenn man sich zankt, also streitet,
bezeichnet der gesuchte Begriff
den Grund dafür.

Lösung: Zankapfel

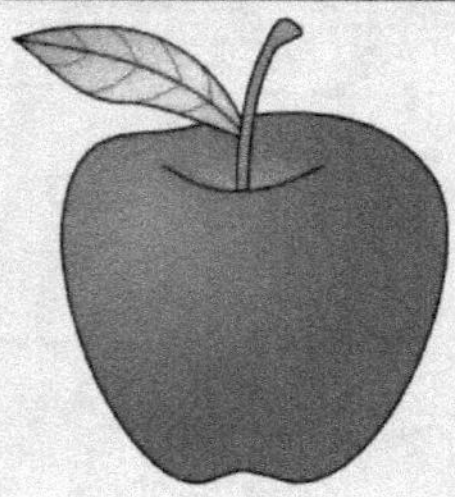

Der gesuchte Begriff ist eine kurzweilige, aber unterhaltsame Beschäftigung.

Dabei dauert die Herstellung des gesuchten Begriffs erheblich länger als das endgültige Vergnügen.

Der gesuchte Begriff besteht aus vielen Einzelbildern, die sich nur leicht voneinander unterscheiden.

Der gesuchte Begriff kann auch selbst hergestellt werden. Dafür benötigt man nur einen Stift sowie einige Blätter und einen Finger.

Diesen Finger, genauer gesagt den Daumen, benötigt man, um den gesuchten Begriff in Bewegung zu bringen.

Durch das schnelle Abblättern der Einzelbilder entsteht die Illusion einer vollständigen Bewegung.

Lösung: Daumenkino

Bei der Benutzung des gesuchten Begriffs hört man oft ein lautes „Donnern" in der näheren Umgebung.

Der gesuchte Begriff ist meistens unter freiem Himmel errichtet, also in der Natur.

Der gesuchte Begriff ist die Bezeichnung eines Klosetts bzw. Aborts, einer Latrine, eines WCs bzw. Lokus im Militärjargon.

Der gesuchte Begriff ist eine improvisierte Toilettenanlage.

Männer benötigen diese improvisierte Toilettenanlage nur bei einem größeren Bedürfnis.

Diese Toilettenanlage besteht nur aus einem Holzbalken und einer ausgehobenen Sickergrube.

Lösung: Donnerbalken

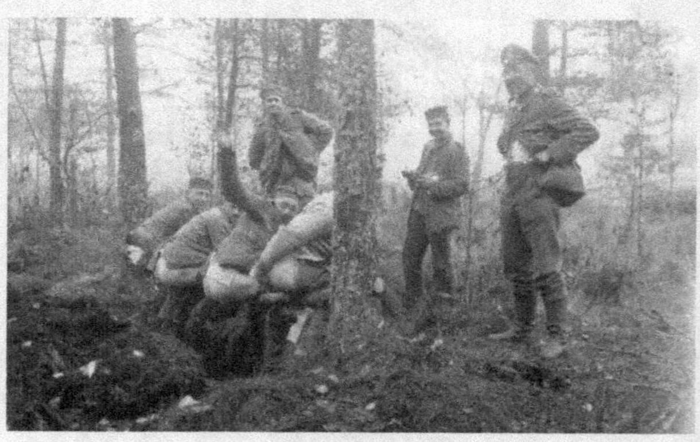

Der nun gesuchte Begriff ist ein Gegenstand, der als Suchhilfe verwendet wird.

Bei dem gesuchten Begriff handelt es sich um einen Stab oder eine Gerte mit Wunder- bzw. Zauberkräften.

Der gesuchte Begriff reagiert auf die Ausstrahlung von Metallen oder auch Wasser.

Nicht jeder Mensch kann den gesuchten Begriff „richtig" bedienen.

Der gesuchte Begriff besteht zumeist aus einer Y-förmigen Astgabel oder aus einem gebogenen Draht.

Heute wird der gesuchte Begriff hin und wieder zum Aufspüren von Wasseradern genutzt.

Lösung: Wünschelrute

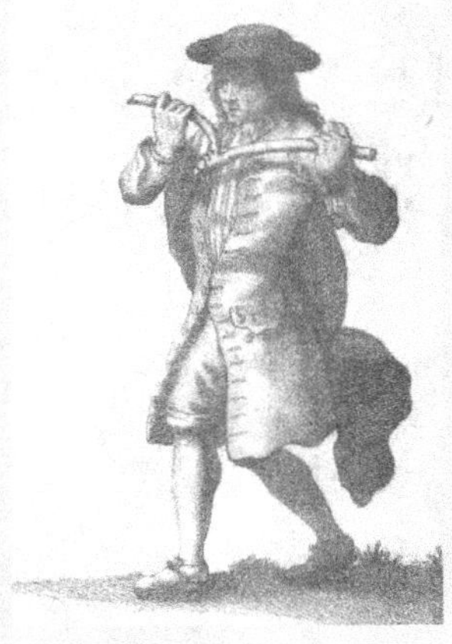

Der gesuchte Begriff ist eine umgangs-sprachliche Bezeichnung für ein Geldstück.

In einigen Regionen von Deutschland nannte man das 5-Mark-Stück früher umgangssprachlich so.

Um 1900 waren fünf Goldmark ein gängiger Betrag, den Seeleute als Handgeld/Heuer erhielten. Der gesuchte Begriff ist der Ausdruck, den die Seeleute für dieses Handgeld/die Heuer verwendeten.

In den frühen 1950er-Jahren konnten die Seeleute auf der Hamburger Reeperbahn für fünf Mark in ein Bordell gehen und da „heia machen". Man geht davon aus, dass der gesuchte Begriff so zu seinem Namen gekommen ist.

In Krefeld soll zudem das 50-Pfennig-Stück als „Heiermännchen" bezeichnet worden sein. Der gesuchte Begriff wäre in diesem Fall der große Bruder.

Lösung: Heiermann

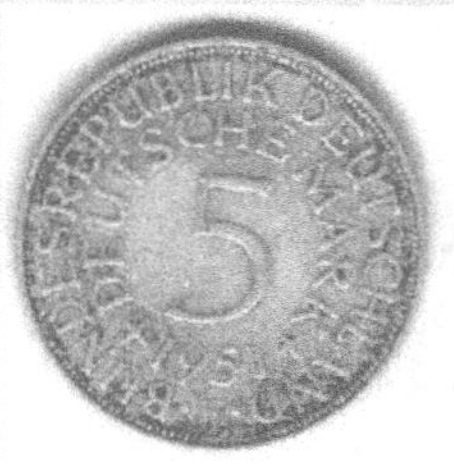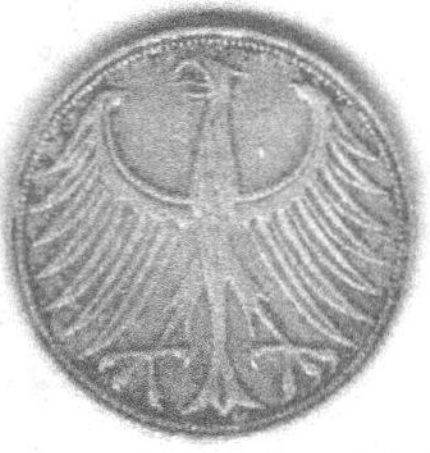

Vor langer Zeit konnte man einfach hinlaufen, heute braucht man ein Gefährt oder sehr viel Kondition um hinzukommen.

Wer erst einmal dort ist, will oft nie wieder weg oder hat Angst, nie wieder wegzukommen.

Manchmal ist es ein Touristenziel, manchmal ist sogar das Betreten verboten, manchmal ist es warm und sonnig, manchmal ist es rau und stürmisch, manchmal leben viele Menschen dort, manchmal gibt es nicht einmal Säugetiere vor Ort.

Im Erdkundeunterricht mussten Sie viele davon mit Namen kennen lernen, auf einigen waren Sie bestimmt schon selbst zu Besuch.

Robinson Crusoe hat lange auf einer einsamen Variante überleben müssen und der Piraten-Captain Flint hat auf einer davon sogar einen Schatz vergraben.

Groß Britannien, Teneriffa, Korsika, Malta, Kreta, Helgoland und Rügen könnten unterschiedlicher nicht sein, aber eines haben sie dann doch gemeinsam.

Lösung: Eiland (Insel)

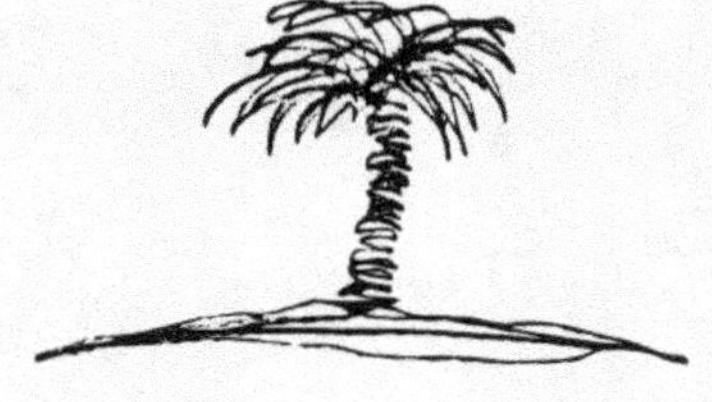

Dort wo sie ist, gibt es noch tausende ihrer Art, aber nur eine ist größer als sie.

Die alten Griechen nannten sie „Sandalyon", heute teilt sie ihren Namen mit einem Salzwasser-Hering.

Von der französischen Nachbarin stammt ein großer kleiner Mann, über den Sie im Geschichtsunterricht viel gehört haben.

Als Napoleon Bonaparte auf der Nachbarinsel geboren wurde, war sie noch ein Königreich.

Heute gehört sie politisch zu Italien und ist nach Sizilien die zweitgrößte Insel im Mittelmeer.

Sie wird in einem Atemzug mit Korsika genannt, außerdem wurde die Sardine nach ihr benannt.

Lösung: Sardinien (Insel im Mittelmeer).

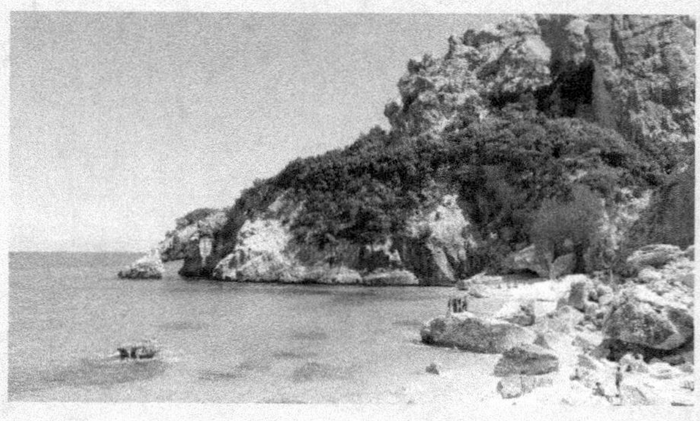

Jeder kennt einen, keiner mag sie, aber viele von uns sind trotzdem ab und an selbst einer.

Wer einen in unmittelbarer Nachbarschaft hat, ist entweder selbst einer, wird seines Lebens nicht mehr froh oder braucht dringend einen guten Anwalt.

Sie werden nicht umsonst nach einem besonders aggressiven männlichen Federvieh benannt.

Wer mit einem Exemplar verheiratet ist, wird meist nicht durch den Tod geschieden.

Sie haben zwei Beine, aber keine Federn und streiten wie die Gockel.

Manchmal gibt es gibt es Mord und Totschlag, meistens kräht kein Hahn danach, wenn sie sich streiten.

Lösung: Streithähne (Menschen im Streit).

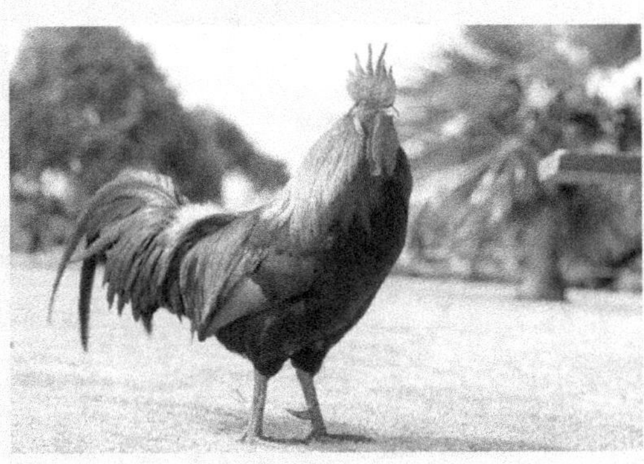

Man kann recht schnell drin liegen, aber nicht einfach wieder herausklettern.

Manche strengen sich richtig an, um einen zu provozieren, andere tun alles, um ihn zu vermeiden.

Wer sich ganz sicher ist, dass immer die anderen daran schuld sind, der belügt sich meistens selbst.

Auf dem Schulhof wir daraus schon einmal eine Rauferei, Erwachsene sollten ihn anders austragen.

Wer mit seinem Chef einen hat, muss sich vielleicht bald einen neuen Job suchen.

Wenn zwei sich streiten, dann liegen sie miteinander im Suchbegriff.

Lösung: Klinch
(umgangssprachlich für Streit).

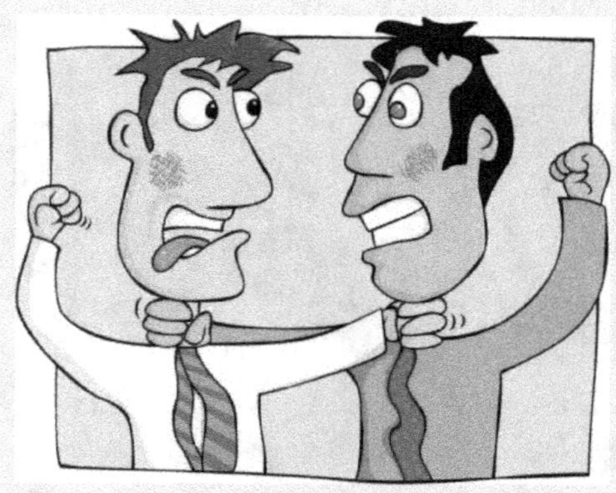

Wenn es wirklich eines ist, dann ist es nicht
der Rede wert, es gibt aber fast immer
wenigstens eine Person,
die das anders sieht.

Für eine Politesse sind auch zwei Minuten
Falschparken keines, weshalb es trotzdem
einen Strafzettel gibt.

Wenn Ihr Chef ständiges Zuspätkommen
für eines hält, dann ist er sehr
tolerant und eine große Ausnahme.

Für den Finanzbeamten ist es meist das
genaue Gegenteil, wenn Sie bei der
Einkommenssteuererklärung nur die halben
Renteneinkünfte deklarieren.

Wenn Sie in der Apotheke nicht die richtigen
Medikamente erhalten, sondern
Schmerzmittel, die für Pferde oder Rinder
dosiert wurden, dann ist das auch keines,
sondern ein Fall für den Staatsanwalt.

Wenn Ihnen ein umgangssprachliches
Synonym für Kleinigkeit einfällt, dann
haben Sie sehr wahrscheinlich
die Lösung gefunden.

Lösung: Kinkerlitzchen
(unwichtige Kleinigkeiten).

Fiese Mathematiklehrer quälen damit gerne ihre Schüler und geben ihnen manchmal gleich mehrere davon als Hausaufgabe auf.

Manche sind richtig zäh und hartnäckig und beim besten Willen nicht ohne Hilfe in den Griff zu kriegen. Die ganz schlimmen können einem sogar den Nachtschlaf rauben.

Auf diese Schalenfrucht stoßen Sie nicht im Obstregal und auch nicht beim Kuchenbäcker, dafür versteckt sie sich oft auf den letzten Seiten einer Tageszeitung.

Wenn Sie diese harte Nuss knacken wollen, dann brauchen Sie dafür ein Instrument, dass Sie weder in der Küche noch im Werkzeugkasten finden.

An dieser Nuss beißen Sie sich schon mal die Zähne aus, brauchen danach aber trotzdem keinen Zahnarzt.

Diese Nuss können Sie nur mit einem Werkzeug knacken, dass Sie stets bei sich tragen, zwischen den Schultern und auf dem Hals.

Lösung: Kopfnuss.

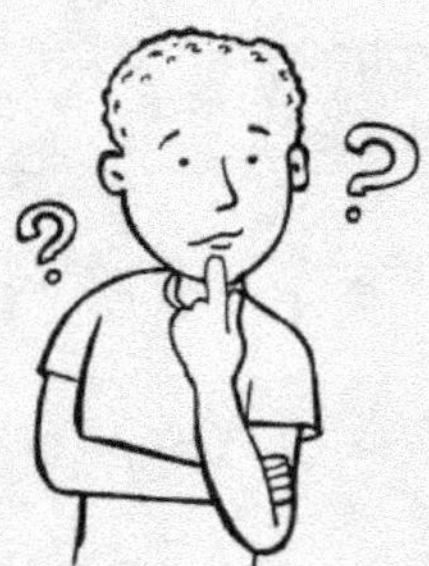

Wenn Frauen so etwas bei sich bemerken, gehen Sie zuerst in die Drogerie und wenden sich danach hilfesuchend an einen Arzt.

Es ist weder ein dreiteiliger Anzug noch ein Hut und auch kein Frack. Es sind auch keine Manschettenknöpfe, trotzdem hätte sich in der Biedermeierzeit kein Herr ohne auf die Straße gewagt.

Wenn man sich beim Schreiben vertippt, wird schnell ein auch in Deutschland beliebtes französisches Fleischgericht daraus.

Egal wie sie in jungen Jahren aussehen, ob blond, ob braun, ob rot oder schwarz, im hohen Alter sind sie bei fast jedem Herrn grau.

Sobald sie das ganze Gesicht bedecken sind es eigentlich keine mehr.
Man nennt sie dann Vollbart.

Ein Backenbart, der seitlich vom Ohr Richtung Kinn verläuft.

Lösung: Koteletten.

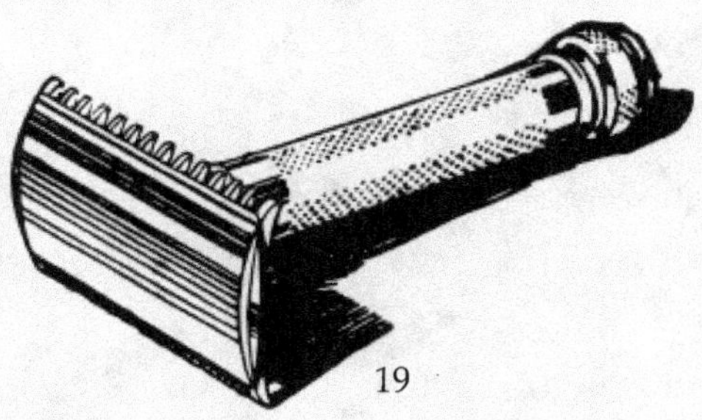

**Jeder Handwerker hat eine im Haus, die meisten Akademiker machen einen großen Bogen um sie,
nur für Ingenieure gilt das nicht.**

Wer zwei linke Hände hat, sollte am besten die Finger davon lassen, sonst hat er bald keine mehr.

Sie können damit weder lesen noch schreiben oder malen und zeichnen, trotzdem sollten Sie immer ein frisches Blatt dafür zuhause haben.

Sie ist weder ein Mensch noch ein Tier und hat weder Mund noch Stimme, trotzdem kreischt sie lauter als ein Säugling.

**Wenn Sie dieses Werkzeug im Haus haben, können Sie die Axt einpacken.
Das Holz für den Kamin bekommen Sie dann viel schneller klein.**

Diese Säge schneidet nicht nur Kreise ins Holz, auch wenn ihr Name das vermuten lässt.

Lösung: Kreissäge.

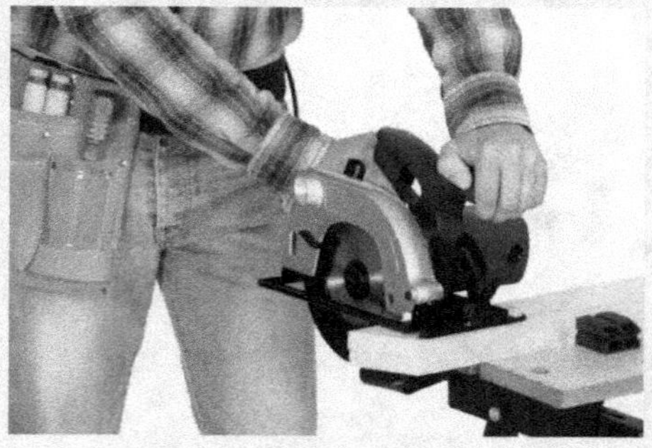

Schön ist sie auch im Frühjahr und im Sommer, aber richtig geschätzt wird sie erst im Winter, wenn es schneit.

Wer sie hat, der hat fasst immer auch einen großen Stapel Holz hinter dem Haus.

Manche sind schon über hundert Jahre alt, manche sind hochmodern, aber alle heizen Ihnen so richtig ein.

Sie verzaubert so manche Hausfrau und ihr männliches Pedant, aber Magie ist dabei nicht im Spiel.

Wenn Sie jetzt noch nicht wissen, wie dieser schöne Ofen heißt, dann ist das aber schon richtig verhext.

Sie steht meistens in der Küche und wer sie anschließen, saubermachen und bedienen muss, der denkt oft, das sei eine Form von Hexerei.

Lösung: Küchenhexe (Backofen)

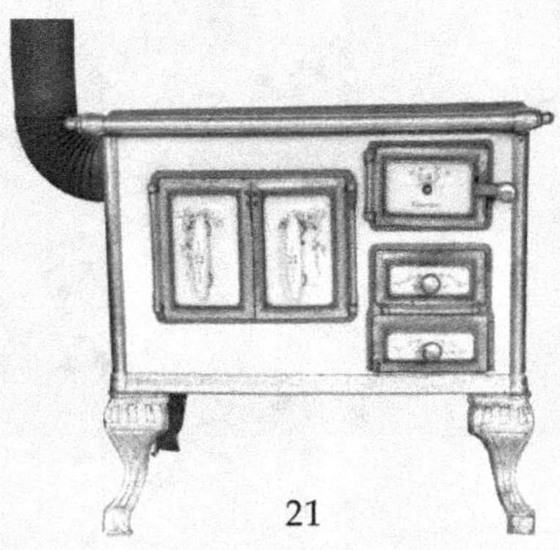

Winston Churchill hat hart dafür gearbeitet.

England und Frankreich haben sie angeführt.

Berlin, Rom und Tokio gehörten nicht dazu.

Am 6. Juni 1944 sind ihre Truppen an der französischen Küste gelandet.

Deutschland wurde von ihnen befreit und in vier Besatzungszonen aufgeteilt.

Das Wort stammt aus dem Lateinischen und bedeutet Verbündete.

Lösung: Alliierte.

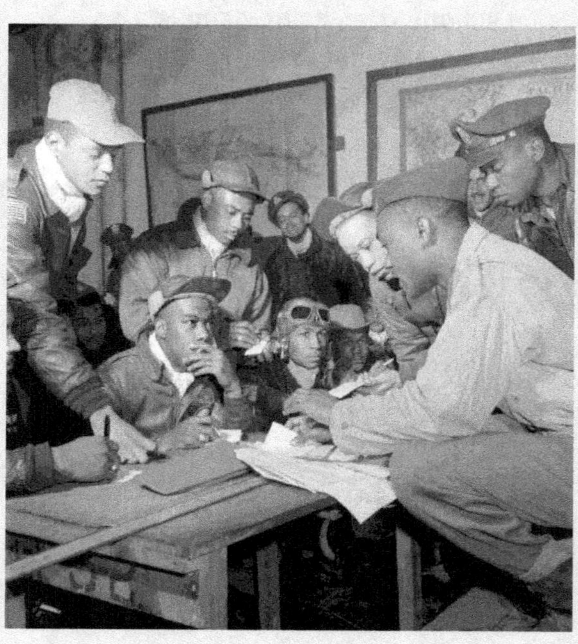

Was wir davon halten, hängt sehr häufig davon ab, wer es tut, selber hat es aber jeder schon einmal gemacht.
Und das ganz bestimmt nicht nur einmal.

Nachts mögen wir das gar nicht.

Früher konnte man das nur von bestimmten Orten und Plätzen aus erledigen, heute geht es immer und von fast überall.

Wer es zu oft, zu selten, zu früh am Morgen oder zu spät am Abend tut,
der hat bald keine Freunde mehr.

Wer es oft, lange und gerne tut, der bekommt an jedem Monatsende eine richtig saftige Rechnung. Außer er hat eine Flatrate.

Um es zu tun brauchen, Sie ein Telefon, auch wenn das heutzutage oft gar nicht mehr richtig bimmelt.

Lösung: Anbimmeln (jemanden anrufen)

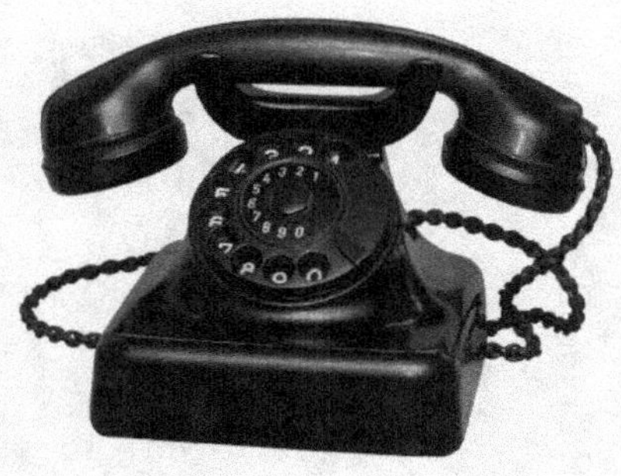

Wer ein Auto hat, der wünscht sich einen, ganz besonders dann, wenn es regnet und weit und breit kein Parkplatz in Sicht ist.

Wer gerne Krimis liest der weiß es ganz genau: Wenn der Mörder nicht der Gärtner ist, dann hat der, den wir suchen, die Toten auf dem Gewissen.

Angela Merkel, Claudia Schiffer, die Rolling Stones und Heino, der Papst und die britische Königin, sie alle haben einen.

Es gibt ihn schon viel länger, als das Gefährt, das er heutzutage steuert. Aber früher hat man ihn Kutscher genannt.

Wer sich keinen eignen leisten kann, der bestellt sich manchmal ein Taxi.

Wer einen Rolls Royce besitzt, der hat fast immer einen. In diesem Fall trägt er dann Livree und wohnt über der Garage.

Lösung: Chauffeur (ein persönlicher Fahrer)

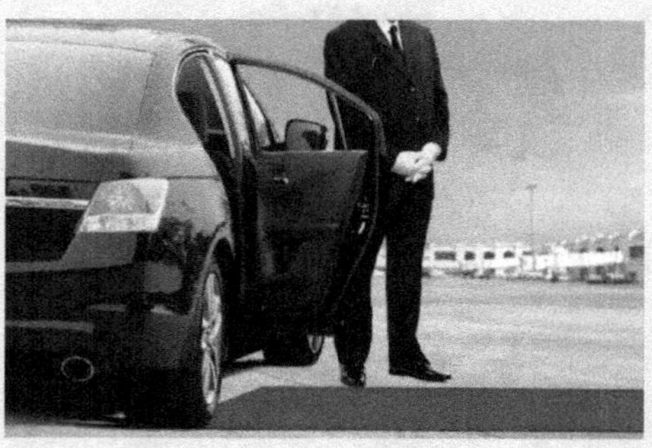

Es kommt in fast jedem Western vor und wird immer von den Indianern angegriffen.

Als der Prototyp seine Jungfernfahrt antrat, glaubte man, dass der Mensch eine so hohe Geschwindigkeit gar nicht lange aushalten kann.

Das erste seiner Art wurde in Deutschland am 7. Dezember 1835 zwischen Nürnberg und Fürth gesichtet.

Heute ist es fast ausgestorben und nur mehr selten zu sehen. Sein Nachfolger, der ICE, sieht im so gar nicht ähnlich.

Obwohl man es nicht reiten kann, wurde es nach einem Pferd benannt.

Es ist kein Ross, aber es dampft und hat die Postkutsche vom Markt gedrängt.

Lösung: Dampfross (ein alter Name für eine mit Kohle beheizte Lokomotive, Antrieb erfolgt durch eine Dampfmaschine)

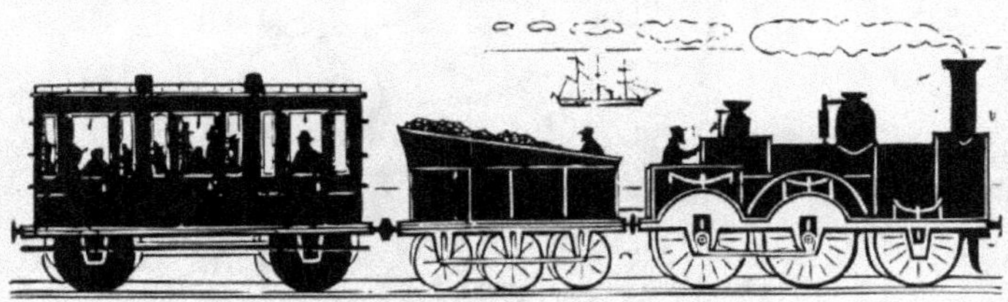

Den Sommer über braucht in keiner,
aber wenn wir ihn im Winter hervorholen,
haben in oft die Motten angefressen.

Er ist äußerst praktisch und so simpel,
dass wir ihn uns schon als Kinder alleine
anziehen konnten.

Spätestens am Abend wird er von
modischen Menschen durch ein eleganteres
Modell ersetzt.

Er hat nur zwei Abteile, trotzdem werden fünf
Einheiten in ihm untergebracht.

Im Winter ist er unser bester Freund und
schützt unsere Hände vor der
beißenden Kälte.

Ein Handschuh, bei dem Sie nicht jeden
Finger einzeln einpacken müssen,
dafür können Sie aber besonders gut eine
Faust ballen.

Lösung: Fäustling (Handschuhe)

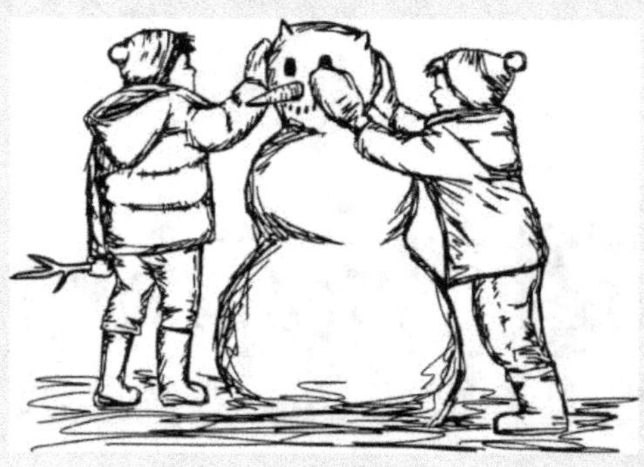

Wenn er auftauchte, dann liefen die bösen
Buben ganz schnell davon.

Er kommt in jedem historischem
Kriminalroman vor und ist fast
immer derjenige, der den
heroischen Detektiv zum Tatort führt.

Sein Name, seine Uniform, sein Auftreten und
seine Ausbildung haben sich im Laufe der
Jahre stark geändert, seine Aufgabe ist es
aber damals wie heute,
die Bürger zu schützen.

In Frankreich gibt es zehntausende davon
und dort heißen sie auch heute noch so.

In Deutschland trägt er eine
grüne oder blaue Uniform und hat
mittlerweile einen ganz anderen Namen.

Heute rufen wir ihn Polizist oder
Polizeibeamter, aber in Berlin ist noch der
schönste Platz der Stadt nach ihm benannt.

Lösung: Gendarm (Ein bewaffneter Polizist
wurde früher als Gendarm bezeichnet)

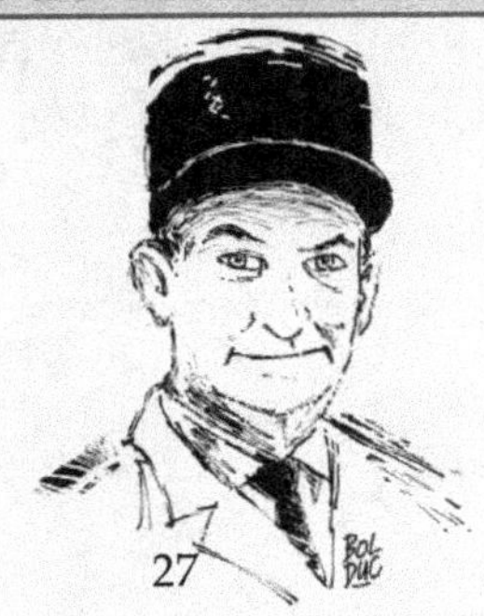

Erfunden wurde das Gerät vor sehr langer
Zeit in Mesopotamien, aber wer in den 1950er
Jahren oder früher geboren worden ist,
hat bestimmt schon einmal
einen in der Hand gehalten.

Auf Papier taugt er wirklich überhaupt nichts,
trotzdem hat er Feder und Tinte sehr lange
Konkurrenz gemacht.

Einen echten sieht man heute nur noch
selten, dafür werden andere Schreibgeräte oft
so genannt.

Früher haben die Grundschüler damit das
Schreiben gelernt und dabei sehr viel teures
Papier und Tinte gespart.

Wer heute davon spricht, meint meistens ein
Bleistift, einen Filzstift
oder ein anderes modernes Schreibgerät.

Ein altes Schreibgerät,
das früher zur Beschriftung von Schiefer-
und Wachstafeln verwendet wurde.

Lösung: Ein Griffel (ein Stift zur Beschriftung
einer Schiefertafel oder Wachstafel)

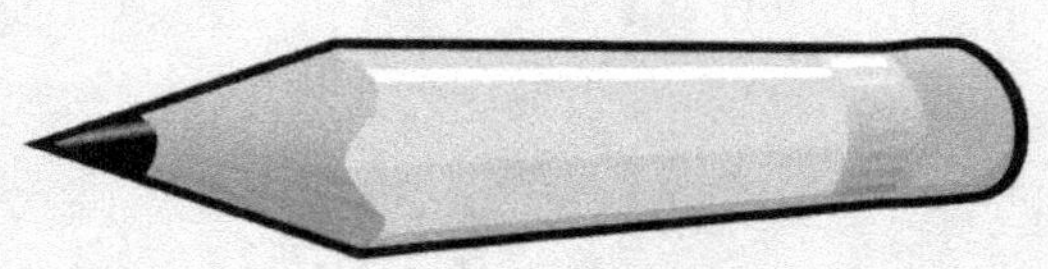

Er war ursprünglich einmal aus Silber und im Umlauf, als es auch noch Thaler gab.

Dafür kann man Literatur kaufen, die die Bezeichnung eigentlich gar nicht verdient, weshalb man sie lieber heimlich im versteckten Kämmerlein liest.

Wer keinen mehr in der Tasche hat, der ist richtig arm dran.

Manchmal dauert es sehr lange, bis er fällt, aber dann geht dem Betroffenen endlich ein Licht auf.

Berthold Brecht hat über drei davon ein Theaterstück geschrieben, das zwar keine echte Oper ist, aber mit Musik von Kurt Weill vertont wurde und ein paar echte Gassenhauer hervorbrachte.

Heute gibt es diese Münzen nicht mehr, dafür wird aber das Kleingeld oft so bezeichnet.

Lösung: Groschen (ist die Bezeichnung für verschiedene Münzen)

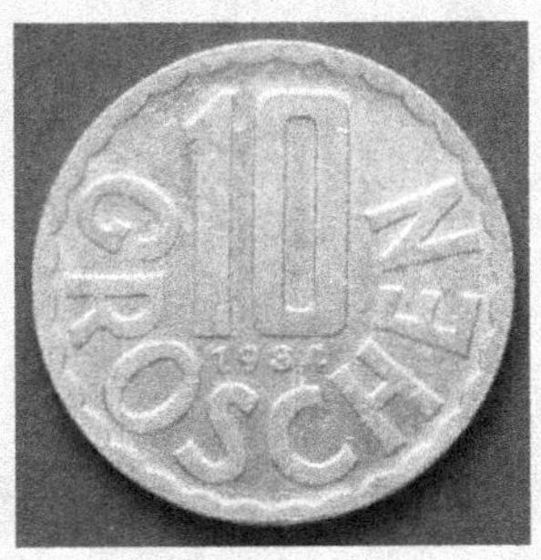

**Viel Erfahrung hat er noch nicht,
aber jeder von uns hat irgendwann einmal so
angefangen.**

**Keiner hat gerne mit ihm zu tun, dabei kann
er die Erfahrung gut gebrauchen,
da er noch viel lernen muss.**

**Wenn wir einem begegnen,
dann glauben wir immer, dass er noch gar
nicht trocken hinter den Ohren ist.**

**Auch ein alter Hase hat einmal so
angefangen.**

**Höfliche Menschen nennen einen
Neuanfänger lieber bei einem anderen,
freundlicheren Namen.**

**Manchmal hat er schon einen großen
Schnabel, auch wenn er noch grün hinter den
Ohren ist.**

**Lösung: Grünschnabel (ist eine Bezeichnung
für einen Neueinsteiger oder Anfänger)**

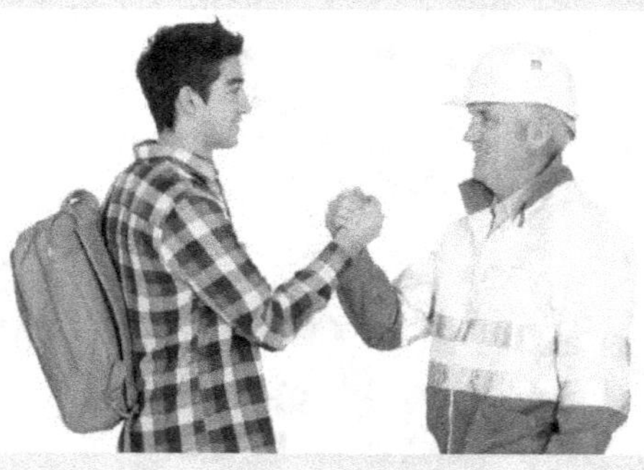

Für viele ist er ein Leibgericht, auch wenn er gar nicht gekocht wird.

Am liebsten wird er auf einem halben Brötchen serviert und gegessen.

. Er besteht aus rohem Schweinefleisch, Zwiebeln und frischen Gewürzen.

Ärzte raten von seinem Verzehr ab und warnen vor zu viel Cholesterin und noch mehr Salmonellen.

Braten kann man ihn auch, aber dann werden Frikadellen draus.

Gehackt wird er nach Heidis bestem Freund genannt.

Lösung: Hackepeter (Mett)

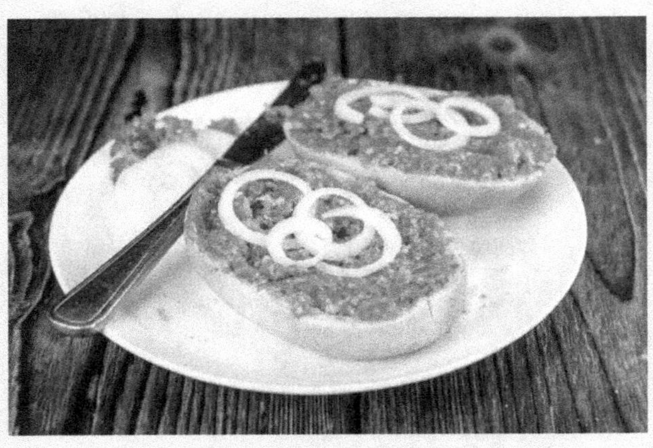

Er traut sich nachts nicht auf den Friedhof
oder an einen anderen dunklen,
unheimlichen Ort.

Er traut sich oft nicht mal alleine
in den Keller.

Er geht vorsichtshalber niemals unter einer
Leiter durch und meidet schwarze Katzen.

Wenn er eine Spinne sieht, läuft er schreiend
davon.

Er hat Angst vor dem eignen Schatten.

Man muss keine Füße haben, um einer zu
sein, aber Hasen haben vier davon.

Lösung: Hasenfuß (furchtsame Person)

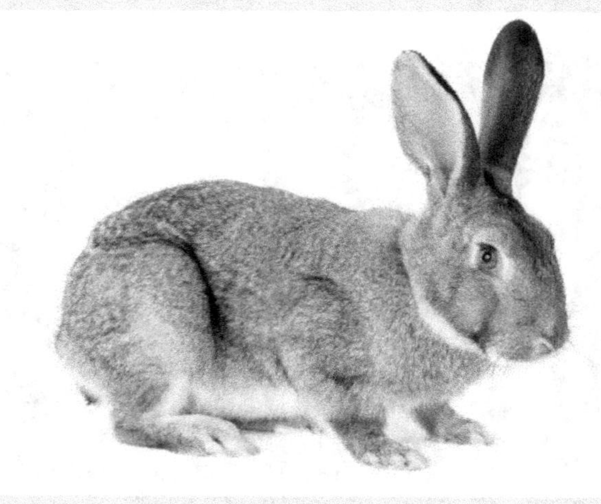

Wenn er verhängt wurde, haben die Kinder
auf richtig schlechtes Wetter gehofft.

Mehr als vierzehn Tage am Stück haben die
Eltern oft selbst nicht ausgehalten.

Wer ihm entkommen wollte, musste heimlich
aus dem Fenster und über das Garagendach
in den Garten klettern.

In manchen Diktaturen werden nicht nur
Kinder, sondern auch missliebige
Oppositionelle so bestraft.

Früher war er eine beliebte und oft
angewandte Erziehungsmaßnahme.

Diese Art der Bestraffung, heute gilt er als
rechtlich fragwürdig und
pädagogisch sinnlos.

Lösung: Hausarrest

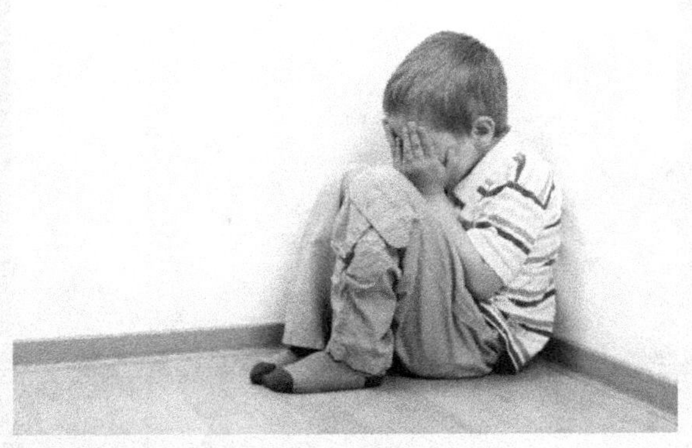

Früher gab es sehr viele davon, heute sieht man die genügsamen Tiere nur noch selten auf der grünen Wiese weiden.

Sie sind oft weiß wie Schnee, haben rabenschwarze Gesichter und wer sie schert, kann sich aus ihrem Fell einen Pullover stricken.

Ihr Nachwuchs ist süß, niedlich, flauschig weich und schnuckelig und untrennbar mit Ostern verbunden.

Wer vier oder fünf davon hat, braucht keinen Rasenmäher mehr und der Garten wird auch gleich gedüngt.

Das genügsame Schaf wurde nach der norddeutschen Kulturlandschaft benannt, in der es am häufigsten anzutreffen ist. Dorthin gehört es wie die Wacholdersträucher und das blühende Erikakraut.

Obwohl ihr Name anderes vermuten lässt, muss man nicht bis in die Lüneburger Heide reisen, um eine Herde davon zu Gesicht zu bekommen.

Lösung: Heidschnucke

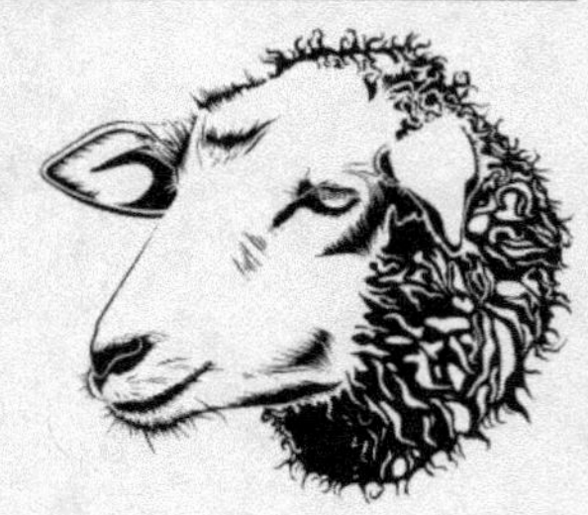

Wer noch eine zuhause hat, kann die Heizung abschalten, während er sie benutzt.

Viele halten sie für viel zu groß und viel zu sperrig und nutzen lieber andere Haushaltsgeräte, um die Wäsche wieder glatt zu bekommen.

Früher war sie der stolz jeder Hausfrau, dann kam mit dem Dampfbügeleisen die kleinere, leichtere Konkurrenz auf den Markt und heute kennt sie kaum mehr einer.

Sie ist keine Waschmaschine, kein Wäschetrockner und auch keine Schleuder, aber trotzdem hat jede Wäscherei mindestens eine davon.

Wenn Sie ein nasses Handtuch sind, dann werden Sie von ihr ganz schön in die Mangel genommen.

Das große und sperrige Haushaltsgerät ist auch unter dem Namen Walzbügler bekannt.

Lösung: Heißmangel.

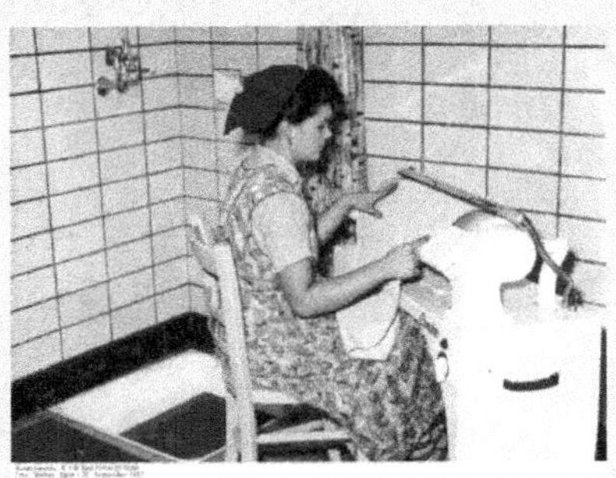

Manchen gilt er als amtliche Bescheinigung
der Unzurechnungsfähigkeit,
viele Menschen, meistens Männer,
sehen das aber ganz anders.

Er wird für ein umstrittenes Hobby gebraucht,
das vor allem bei Ärzten und Apothekern
sehr beliebt ist.

Es ist kein Waffenschein, aber sein Besitzer
darf trotzdem mit einem Gewehr im Auto
spazieren fahren, Munition dafür kaufen und
sogar bewaffnet durchs Gebüsch schleichen.

Wer einen hat, der pirscht oft schon bei
Sonnenaufgang durch Wald und Flur und
stellt Fuchs und Hase nach.

Mit diesem Schein stehen Sie bei
Tierschützern ganz oben
auf der Abschussliste.

Zu Rotkäppchens Zeiten durfte der böse Wolf
auch noch ohne dieses Dokument erlegt
werden, heute gilt ein Jäger, der keinen hat,
aber als Wilderer.

Lösung: Jagdschein.

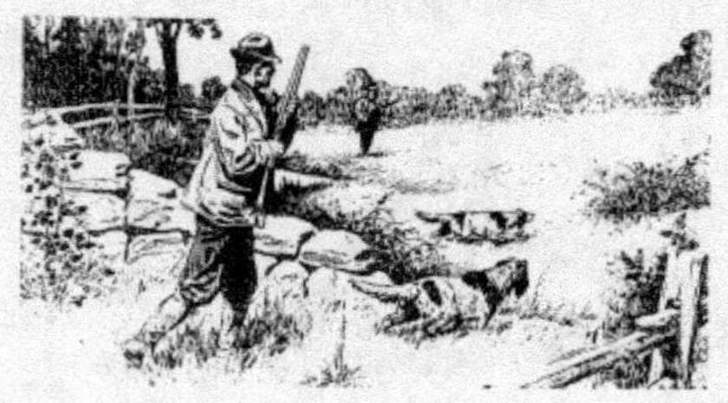

Diese ganz spezielle Spezies ist nicht in der freien Wildbahn anzutreffen, sondern bevölkert die größten und schönsten Boulevards dieser Welt.

Wer sich in Jogginghosen, Turnschuhen und einem verwaschenem Unterhemd auf die Straße traut, der ist garantiert keiner.

Wenn sein Promi-Friseur im Urlaub ist, dann hat der Mann ein echtes Problem, denn Hinz und Kunz darf bei ihm nicht einfach Hand anlegen.

Es muss nicht immer Lack und Leder sein, er trägt auch gerne schicke dreiteilige Anzüge von Nobeldesignern und dazu eine Seidene Krawatte und handgemachte Schuhe.

Diese Affenart bringt nur Männchen hervor. Frauen, die so viel Wert auf ihr Aussehen legen, erhalten statt diesem Namen Komplimente.

Nach diesem Primaten wird ein eitler und arroganter Angeber benannt.

Lösung: Lackaffe.

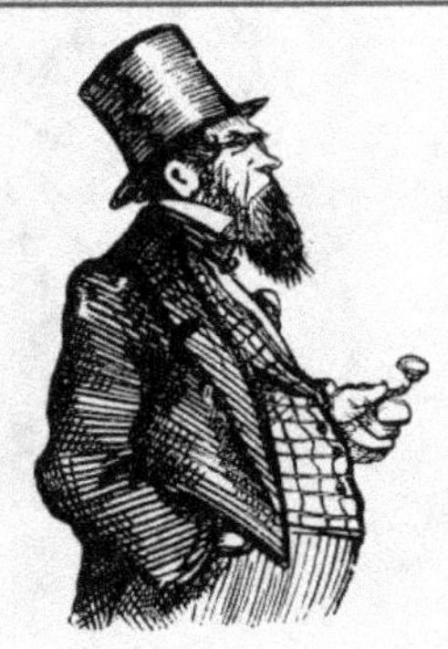

Er lebt in der Stadt, träumt oft vom Land und
ist kein Singvogel, auch wenn
sein Name so klingt.

Er ist nie alleine anzutreffen. Dort wo er lebt,
gibt es immer ganz viele von seiner Sorte.

Er bewahrt Gartenzwerge, Jägerzäune
und Wachstischtücher sehr erfolgreich vor
dem Aussterben, deshalb halten
ihn viele für einen Spießer.

Wenn Sie selber einer sind, dann wissen Sie,
wie man Rasen mäht, Hecken stutzt,
Blumenbeete anlegt und Obst und Gemüse
zieht und das alles auf einer Fläche, die kaum
größer ist, als eine Briefmarke.

Zu seinem schönen kleinen Garten gehört
auch immer ein winziges Häuschen, dem er
seinem Spitznamen verdankt.

So werden Kleingartenbesitzer genannt, die
viel Zeit in ihrer geliebten Laube verbringen.

Lösung: Laubenpieper.

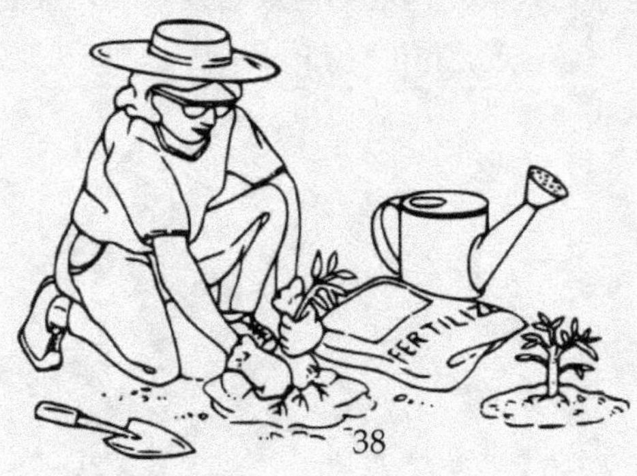

Früher haben Mütter ihre Kinder gezwungen,
täglich einen Löffel des garstigen,
übel riechenden Gebräus zu schlucken.

Das alte Hausmittel war lange Zeit
verschwunden, jetzt kommt es wieder in
Mode, weil es angeblich
beim Abnehmen hilft.

Manche preisen dieses Fischelixier als
wahres Wundermittel an, dass das
Immunsystem stärkt, einem Vitaminmangel
vorbeugt und vor
Erkältungskrankheiten schützt.

Es schmeckt so ekelhaft, das die meisten
Menschen es auch dann nicht einnehmen
würden, wenn der Mythos der Wirklichkeit
entspräche.

Es riecht und schmeckt wie ein ranziger Tran.

Früher wurden dafür Wale gejagt, heute wird
das Nahrungsergänzungsmittel meist aus der
Leber von Kabeljau gewonnen.

Lösung: Lebertran.

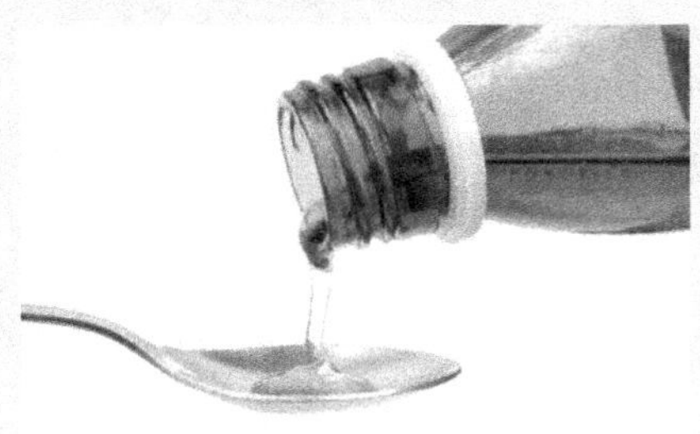

Es ist ein Gebäude, dem Wind und Wetter,
Eis und Schnee, ja selbst
Hagelstürme, Feuersbrünste und Erdbeben
nichts anhaben können.

Wer eines erschafft, der baut manchmal sehr
lange daran, und verbraucht
dabei nur Materialien, die es nicht im
Baumarkt zu kaufen gibt.

Diesen Palast kann einer ganz alleine
errichten, oftmals bauen aber auch
viele gemeinsam daran.

Wer dieses Prunkgebäude erbaut, der hat
noch lange kein Dach über dem Kopf.

Meistens platzt es früher oder später, aber
wenn es sich manifestiert, dann wird aus so
manchem Träumer ein echter Schlossherr.

Kaiser und Königinnen leben darin,
Normalsterbliche
müssen ihres meist aus Luft bauen.

Lösung: Luftschloss.

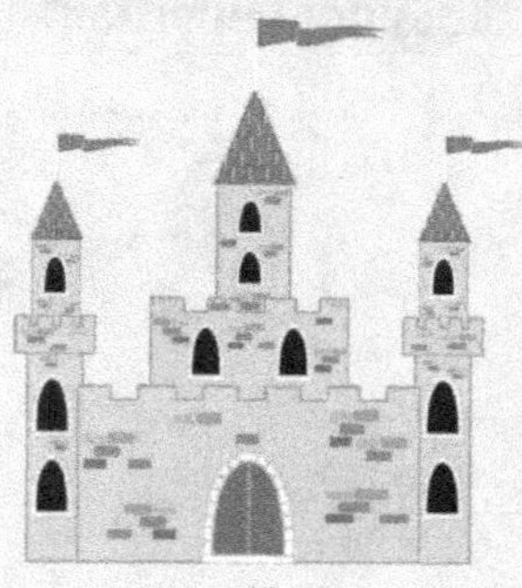

Schon in der Grundschule ist es schüchtern
und traut sich kaum die Hand zu heben.
Später wird es nicht viel besser.

Meist wird es gar nicht beachtet, auch
wenn es eigentlich ganz reizend ist und viele
nützliche Qualitäten hat.

Beim Tanzen wird es von den Herren
regelmäßig ignoriert und muss dann leider
sitzen bleiben.

Oftmals wirkt es ganz unscheinbar, aber stille
Wasser sind tief.

Wer keines mehr sein will,
kauft sich Make-up und schöne Kleider, den
Rest erledigt ein guter Friseur.

Die gesuchte Blume
blüht nicht wirklich an einer Mauer.

Lösung: Mauerblümchen.

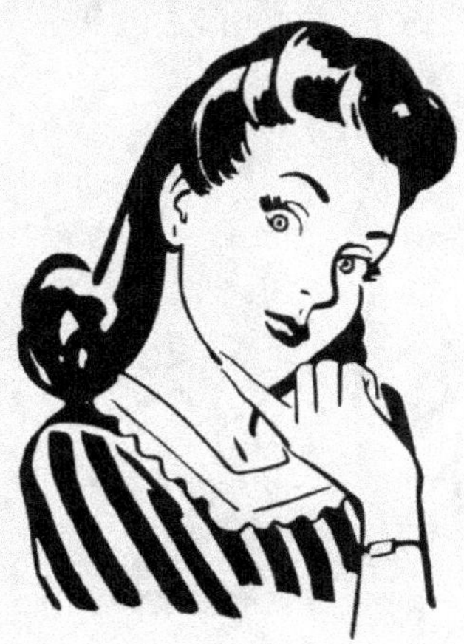

Er war nie die erste Wahl, aber es gab Zeiten, da waren die Menschen froh, wenn sie ihn in der Tasse hatten.

Er wird gerne zum Frühstück getrunken und verursacht kein Herzrasen.

Wer gerne im Wald spazieren geht, kann die notwendigen Zutaten selbst einsammeln.

Er ist besonders bei Menschen mit hohem Blutdruck und empfindlichen Magen beliebt.

Er sieht aus wie Kaffee, riecht wie Kaffee, schmeckt auch fast wie Kaffee, wird aber ganz ohne Kaffeebohnen hergestellt.

Ein Kaffee-Ersatzgetränk, das besonders während und direkt nach dem zweiten Weltkrieg verbreitet war und aus Gerste, Malz, Roggen, Eicheln, Bucheckern, Feigen oder Zichorien gewonnen wurde.

Lösung: Muckefuck.

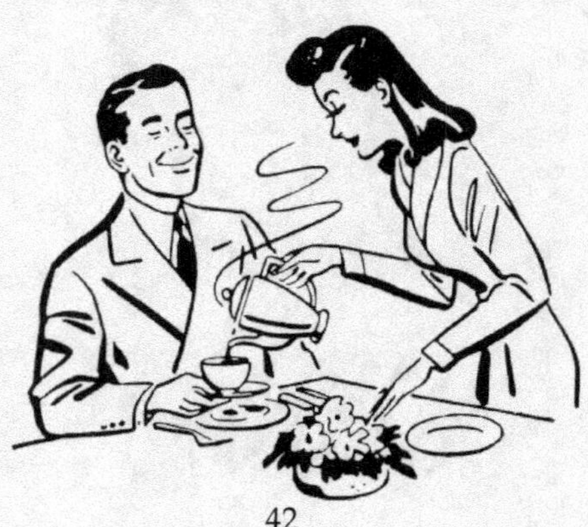

In Bayern hat er einen anderen Namen, aber wer aus Norddeutschland oder gar aus Hamburg stammt, der kennt den Suchbegriff bestimmt.

Er ist blau und gelb und macht manchmal einen Höllenlärm.

Wenn wir in Not sind und Hilfe brauchen, dann freuen wir uns über seinen Anblick am meisten.

Wenn er in der Stadt hinter uns ist, dann fahren wir exakt 50 Kilometer die Stunde und halten bei Gelb an der Ampel.

Menschen die ihn fahren tragen immer Uniform und sind unser Freund und Helfer.

In Hamburg wird seit Mitte der 1940er Jahre das Polizeiauto so genannt.

Lösung: Peterwagen (Polizeiauto)

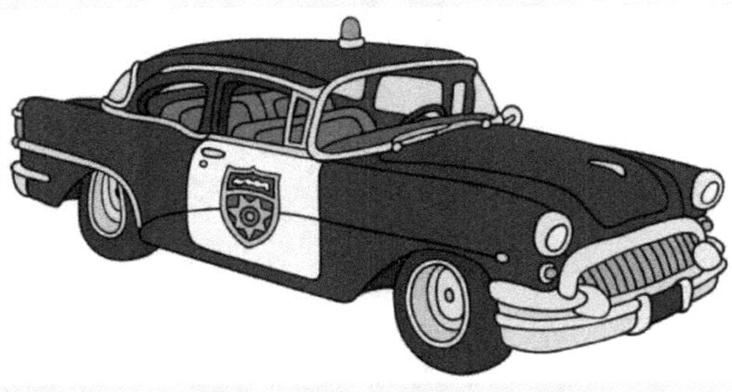

Über körperlicher Arbeit fühlt
er sich erhaben.

Die Hände macht er sich nie selber
schmutzig, dafür ist er viel zu vornehm.

Er teilt seinen Namen mit einer in Oldenburg
beliebten Grützwurst, die
ihm aber bestimmt viel zu vulgär wäre.

Er ist etwas Besseres und lässt
das sein Umfeld auch niemals vergessen.

Er ist ein fein und vornehm tuender Mensch.

Die Berliner nennen solche Exemplare auch
gerne Graf Koks.

Lösung: (feiner) Pinkel.

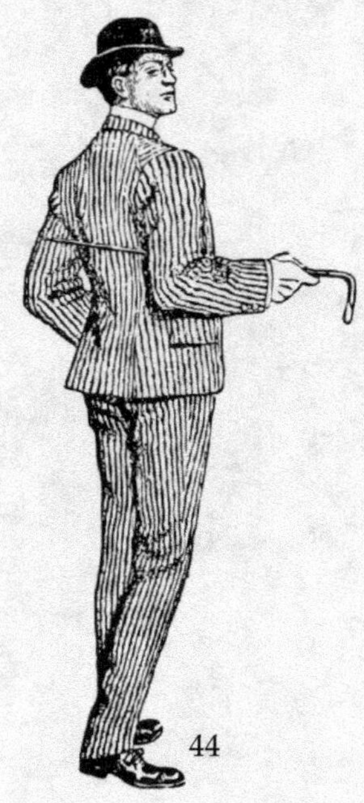

Bei anderen nervt er uns, manchmal haben wir selber einen.

Selbst wer gerade wie eine Tanne gewachsen ist, kann einen haben.

Wer ständig einen hat, der hat meist nicht viele Freunde.

Angeblich wird das Phänomen mit zunehmendem Alter schlimmer.

Er ist eigensinnig und verhält sich immer anders, als erwartet.

Er ist auch als Trotzkopf, Dickkopf oder Dickschädel bekannt.

Lösung: Querkopf.

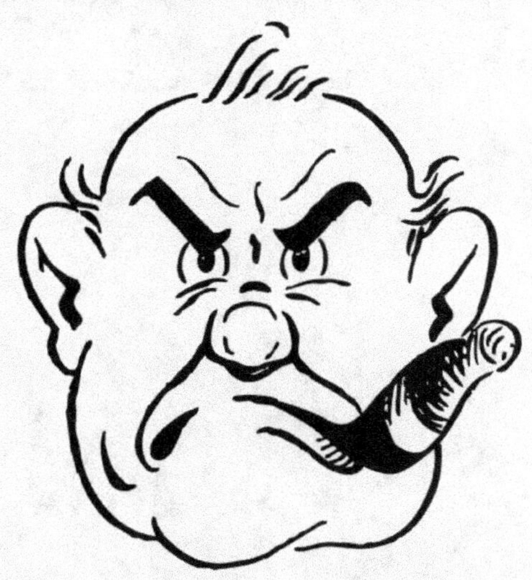

**Früher waren sie allgegenwärtig,
heute werden sie kaum mehr gebraucht, weil
wir alles mit dem Auto transportieren.**

Sie sind nicht für Menschen gemacht, aber
manchmal setzten wir sie uns trotzdem auf.

**Wer Sie trägt, bekommt nichts mit und will
das oft auch gar nicht.**

Wenn man sie uns runterreißt, dann sind wir
oft geschockt über das, was wir dann sehen.

**Wenn Pferde sie tragen, dann dient
das ihrem Schutz, wenn Menschen sie sich
aufsetzten, endet das meist böse.**

Früher haben sie Pferde getragen,
um nicht zu scheuen. Heute schreibt man sie
Menschen zu, die nichts
Schlechtes sehen wollen.

Lösung: Scheuklappen.

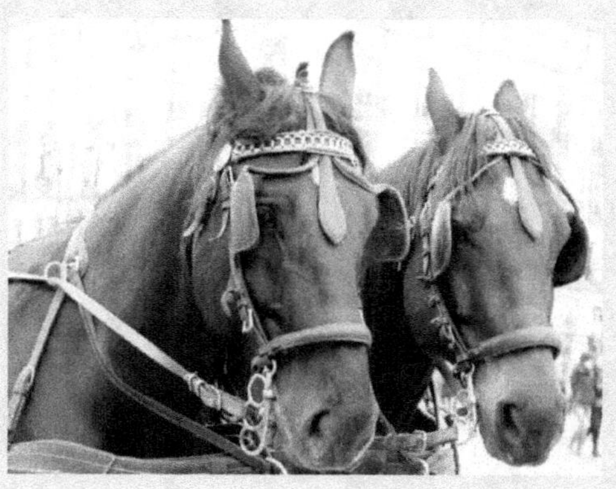

Er ist kein Experte für Landwirtschaft,
trotzdem brauchten
ihn die Bauern regelmäßig.

Er ist kein Tierarzt,
hat aber dennoch viel mit Tieren zu tun.

Oft werden auch Ausbeuter und
Sklaventreiber so bezeichnet.

Unsere geliebten Haustiere bekommt er nicht.

Er wird gerufen, wenn ein
großes Tier verendet.

Er ist auch unter der Bezeichnung Abdecker
oder Wasenmeister bekannt.

Lösung: Schinder.

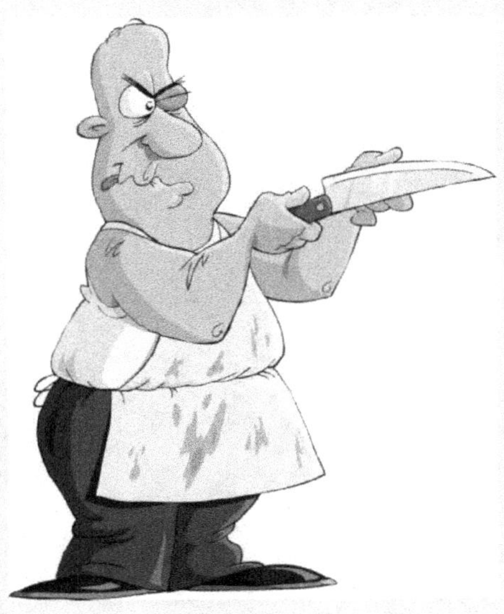

Er bringt Kinder und Erwachsene zum Lachen.
Um große Kunst handelt es sich dabei nicht, aber gute Unterhaltung wird dafür garantiert.
Wer schlichten, manchmal auch hintergründigen Humor liebt, der schaut sich gerne einen an.
Er wird oft von Volks- und Laientheatern aufgeführt.
Das Ohnsorg-Theater ist für diese Art von Stücken berühmt geworden.
Ein einfaches, lustiges und volksnahes Theaterstück.
Lösung: Schwank.

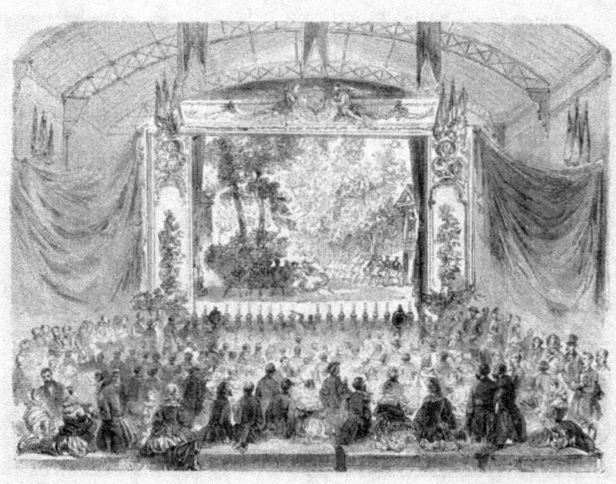

Sie bestehen ganz überwiegend aus Weizen und Wasser.
Der, der sie für uns macht, muss morgens früh aufstehen.
Sie dürfen auf dem Frühstückstisch auf gar keinen Fall fehlen.
Am liebsten essen wir sie mit Butter und Marmelade.
Die altbackenen von gestern gibt es zum halben Preis.
Jenseits des Weißwurstäquators heißen sie Brötchen.
Lösung: Semmeln.

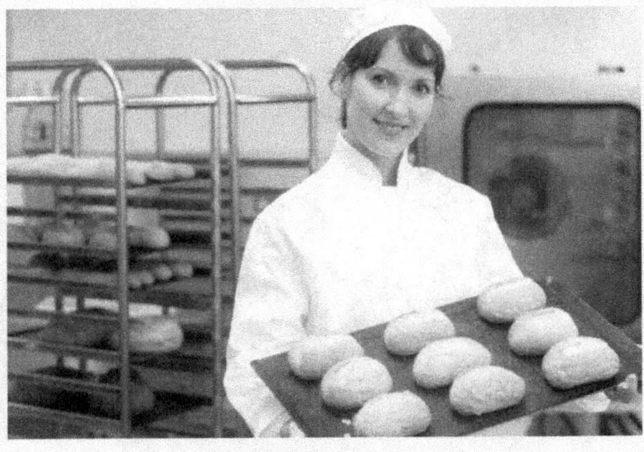

Wer nur Fahrrad- oder Auto fährt, der braucht ihn nicht.
Er ist auf jedem großen Schiff zu finden, aber Ruderboote haben keinen.
Wenn man die Sterne nicht sieht, dann ist er nicht zu gebrauchen.
Als die Menschen noch auf Segelschiffen reisten, war er eine technische Revolution.
Er wird zur Berechnung des Schiffskurses mit Hilfe der Sterne genutzt.
Sein Name rührt daher, dass er beim Vermessen ein Sechstel eines Kreises abbildet.
Lösung: Sextant.

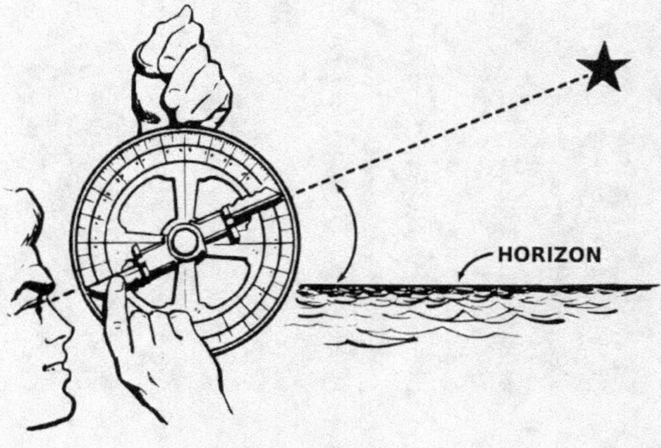

Fast jeder hat in seinem Leben dieses Kleidungsstück schon einmal besessen.

Er ist keine Jacke, aber auch kein richtiger Mantel.

Oft wird er lässig über den Arm geworfen.

Früher hat er die Cowboys vor Schmutz und Staub geschützt.

Heute tragen ihn gerne Fernsehkommissare.

Kojak und Columbo wären ohne dieses Kleidungsstück undenkbar und auch Derrek war oft darin zu sehen.

Lösung: Trenchcoat.

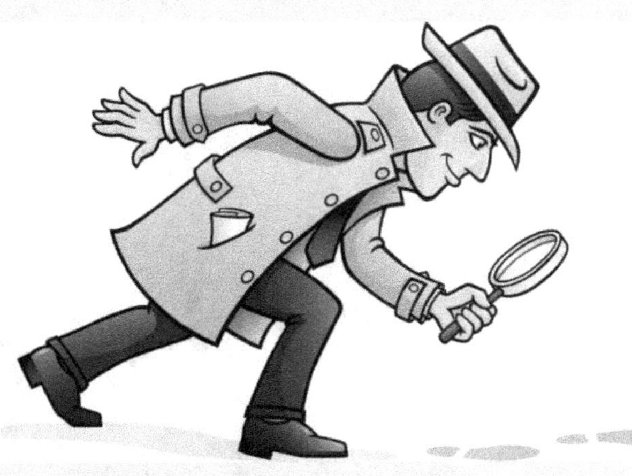

Quellennachweis

Autorin: Edelgard Se. Müller / Pseudonym (A-264571), Foto Buchcover: Maiia Shekmar ©123rf.com, Foto Seite1: Katarzyna Białasiewicz ©123rf.com,Illustration Seite 7: OpenClipart-Vectors © pixabay.com, Foto Seite 5 & 23: Momentmal © pixabay.com, Foto Seite 6: modi74 © pixabay.com, Illustration Seite: 8 Anonymous © pixabay.com, Illustration Seite: 9 felipeblasco © pixabay.com, Foto Seite 10: Die Fliegerabteilung 24 in Bielawina Ende 1917 - Fotograf unbekannt ©Wikimedia Commons Gemeinfrei, Illustration Seite 11: Stich eines Wünschelrutengängers aus dem 18. Jahrhundert - Künstler unbekannt ©Wikimedia Commons Gemeinfrei, Foto Seite 12: Fotograf unbekannt © Wikimedia Commons Gemeinfrei, Illustration Seite 13: laftello © openclipart.org, Foto Seite 14: Simon ©pixabay.com, Illustration Seite 16: wickerwood © Can Stock Photo , Foto Seite 15: Pexels ©pixabay.com, Illustration Seite 18: ryanlerch© openclipart.org, Illustration Seite 19 & 36: j4p4n© openclipart.org, Foto Seite 20: photography33 © Can Stock Photo, Foto Seite 21: Momentmal ©pixabay.com, Foto Seite 22: WikiImages ©pixabay.com, Foto Seite 24: razihusin© Can Stock Photo, Illustration Seite25: johnny_automatic © openclipart.org, Illustration Seite 26: a3701027 © Can Stock Photo, Illustration Seite 27 & 28 & 37 & 44: OpenClipart-Vectors © pixabay.com, Foto Seite 29: Christoph Waghubinger © Wikimedia Commons Gemeinfrei, Foto Seite 30: photography33 © Can Stock Photo, Foto Seite 31: HandmadePictures ©Can Stock Photo, Foto Seite 32: pressmaster ©Can Stock Photo, Foto Seite 33: ia_64 © Can Stock Photo, Illustration Seite 34 & 40: GDJ© openclipart.org, Foto Seite 35: Bundesarchiv, B 145 Bild-F004729-0006 / Steiner, Egon / CC-BY-SA 3.0 [CC BY-SA 3.0 de (https://creativecommons.org/licenses/by-sa/3.0/de/deed.en)], via Wikimedia Commons, Illustration Seite 38 & 45: Clker-Free-Vector-Images ©pixabay.com, Foto Seite 39: ajt© Can Stock Photo , Illustration Seite 41 & 42: liftarn© openclipart.org, Illustration Seite 43: vostal © Can Stock Photo, Foto Seite 46: lumpi ©pixabay.com, Illustration Seite 47: dedMazay © Can Stock Photo, Illustration Seite 48: marzolino © Can Stock Photo, Foto Seite 49: 4774344sean © Can Stock Photo, Illustration Seite 50: yves_guillou© openclipart.org, Illustration Seite 51: rodsavely © Can Stock Photo.

Sehr geehrte Leserinnen und Leser,

stetig sind wir bemüht, Ihnen interessante und spannende Buchprojekte zu präsentieren. Dabei versuchen wir auch, Ihnen möglichst professionelle und unterhaltsame Texte anzubieten. Alle diese Texte werden mit großer Liebe und Hingabe erstellt und anschließend von einem professionellen Korrektor geprüft. Dennoch kann es vorkommen, dass sich der ein oder andere kleine Fehler trotz aller Sorgfalt eingeschlichen hat. Sollte das der Fall sein, bitten wir, dies zu entschuldigen. Über eine kurze Info- bzw. Fehler-E-Mail würden wir uns freuen, sodass wir diesen Fehler zeitnah entfernen können.

Wir wünschen Ihnen weiter viel Vergnügen mit unseren Büchern und verbleiben mit freundlichen Grüßen

Denis Geier
Projektleiter

mail@aktivierungscoach.de